ENCYCLOPÉDIE
ANATOMIQUE

COMPRENANT

L'ANATOMIE DESCRIPTIVE, L'ANATOMIE GÉNÉRALE,
L'ANATOMIE PATHOLOGIQUE, L'HISTOIRE DU DÉVELOPPEMENT,
ET CELLE DES RACES HUMAINES;

PAR

T.-L.-G. BISCHOFF, J. HENLE,
G. VALENTIN, J. VOGEL, R. WAGNER,
E. HUSCHKE, S.-T. SŒMMERRING, F.-G. THEILE,
G. et E. WEBER;

TRADUIT DE L'ALLEMAND

PAR A.-J.-L. JOURDAN,
Membre de l'Académie royale de Médecine.

TOME II.

TRAITÉ D'OSTÉOLOGIE ET DE SYNDESMOLOGIE,

PAR S.-T. SŒMMERRING;

TRAITÉ DE LA MÉCANIQUE DES ORGANES DE LA LOCOMOTION,

PAR G. et E. WEBER.

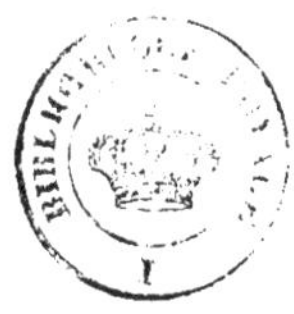

ATLAS DE DIX-SEPT PLANCHES.

A PARIS,
CHEZ J.-B. BAILLIÈRE,
LIBRAIRE DE L'ACADÉMIE ROYALE DE MÉDECINE,
Rue de l'École-de-Médecine, 17.
A LONDRES, CHEZ H. BAILLIÈRE, 219, REGENT-STREET.
1843.

Paris.— Imprimerie de Bourgogne et Martinet, rue Jacob, 30.

EXPLICATION DES PLANCHES.

PLANCHE I.

C'est une copie de la figure du squelette humain dessiné par Albinus (réduit au huitième de la grandeur naturelle). Le bras gauche a seulement été abaissé, pour épargner l'espace (et la figure elle-même a été réduite). Entre autres buts, cette figure tend à montrer combien le dessin d'Albinus, qui passe pour le meilleur qu'on possède, est fautif eu égard à l'inclinaison du bassin. L'erreur n'a été rectifiée que d'après nos mesures prises sur des hommes (§ 50); la planche représente donc l'inclinaison du bassin, telle au moins qu'elle doit être pour qu'on puisse la regarder encore comme normale. La ligne *ab* a, dans la figure d'Albinus, la situation de *αβ*, de sorte que l'angle autour duquel on a fait tourner le bassin est de 21 degrés. Outre cette faute, d'avoir trop peu incliné le bassin, Albinus en a commis une seconde, celle de ne pas courber assez la colonne vertébrale. Cette dernière a été corrigée aussi, et il le fallait nécessairement pour donner au bassin sa juste inclinaison. Les diverses pièces du squelette sont ici, comme dans les planches suivantes, désignées par les initiales de leurs noms; les vertèbres cervicales, dorsales et lombaires, ainsi que les côtes, le sont par les chiffres qui correspondent à leur numéro d'ordre.

PLANCHE II.

Fig. 1, bassin d'homme dans la situation droite, et réduit de moitié. La partie antérieure a été enlevée par un trait de scie vertical, traversant les têtes des deux fémurs (*voyez* § 61). On voit que le ligament rond *ab* descend perpendiculairement de l'échancrure cotyloïdienne à la dépression de la tête du fémur. Comme la coupe passe, non par les centres des têtes des fémurs, mais un peu au-devant, ce ligament n'a pas été coupé, et il est demeuré parallèle à elle. La figure fait voir qu'il ne saurait empêcher la tête de sortir de la cavité cotyloïde, mais qu'il peut s'opposer, quand le corps est supporté par une seule jambe, à ce que le bassin et le tronc s'inclinent de l'autre côté. CC est l'axe de rotation du bassin, autour duquel seul celui-ci peut tourner, quand les têtes des deux fémurs sont fixées. La surface supérieure du sacrum montre le dernier cartilage inter-articulaire coupé horizontalement, ce qui fait que les lamelles fibro-cartilagineuses annulaires, qui sont dirigées verticalement, apparaissent coupées en travers.

Fig. 2, coupe verticale d'avant en arrière d'un fibro-cartilage situé entre les vertèbres lombaires. Les anneaux fibro-cartilagineux se montrent ici coupés dans le sens de leur hauteur. La forme remarquable qu'ils offrent dans cette coupe paraît être la cause de leur aptitude à se laisser déprimer et distendre, puis à reprendre leur forme précédente, en vertu de leur élasticité propre (*voyez* § 42).

PLANCHE III.

Cette planche représente l'articulation du genou droit, tant étendue que fléchie, et surtout le ligament latéral externe, pour montrer comment celui-ci se comporte dans les deux attitudes.

Fig. 1, le genou étendu. Le ligament latéral externe est tendu, et empêche l'extension d'aller plus loin, parce qu'alors les rayons vecteurs cc^{v} à cc^{i} s'accroîtraient, qu'en conséquence le point d'attache *c* du ligament serait obligé de monter, et qu'ainsi la tension de ce dernier augmenterait.

Fig. 2, le genou fléchi. Le ligament latéral externe est relâché, parce que les rayons vecteurs de cc^{v}, cc^{iii}, cc^{ii}, cc^{i}, diminuent en arrière, et que, par conséquent, le point *c* descend dans la flexion de l'articulation. Les ligaments latéraux, en raison de leur relâchement durant la flexion du genou, permettent donc aussi une rotation horizontale du fémur sur la surface du tibia.

f est le tendon du muscle poplité, que maintient dans une situation déterminée un ligament particulier *gg*, allant du péroné à la capsule, dans le creux du jarret.

PLANCHE IV.

Fig. 1, l'articulation du genou, vue du côté interne. On y aperçoit le ligament latéral interne. Ce ligament est plus large que l'externe; c'est pourquoi il ne se relâche pas aussi complétement. Tandis qu'une partie tombe dans le relâchement, une autre demeure plus ou moins tendue; de sorte que, quand la jambe tourne sur son axe longitudinal, pendant la flexion du genou, le condyle interne tourne sur lui-même, et l'externe roule autour de lui.

Fig. 2, les phalanges du gros orteil, avec les deux os sésamoïdes *ss*.

Fig. 3. Elle montre comment l'os métatarsien du gros orteil repose sur les os sésamoïdes, et roule sur eux comme sur une base qui ne peut changer de situation par rapport au sol. *Voyez* le § 84, pour l'utilité de cette disposition.

PLANCHE V.

L'articulation du genou, vue du côté interne. Le condyle interne a été enlevé, de sorte qu'on voit le condyle externe par son côté interne, et le ligament croisé antérieur *ca*, qui y prend son attache.

Fig. 1, le genou étendu.

Fig. 2, le genou ployé.

Les parties du ligament croisé ne sont toutes étendues dans aucune de ces deux attitudes.

Dans la fig. 1 (extension du genou), le faisceau *aca'* est tendu, et le faisceau *cc'*, caché par lui, est relâché. Dans la fig. 2 (flexion du genou), le faisceau *aca'* est relâché, et le faisceau *cc'* tendu. En comparant les deux figures, on voit que le ligament croisé antérieur subit une torsion pendant la flexion. *cp* est l'extrémité inférieure coupée du ligament croisé postérieur. L'enlèvement du condyle interne fait qu'on peut apercevoir le cartilage semi-lunaire interne *si*, par son côté supérieur concave. Les figures donnent donc aussi une idée exacte de la forme et du trajet de ce cartilage. Dans la fig. 1, on voit le petit ligament qui l'unit en devant avec celui du côté opposé, mais qui manque souvent, comme dans la fig. 2.

PLANCHE VI.

L'articulation du genou, vue du côté externe. Le condyle externe a été enlevé, de manière qu'on découvre le condyle interne par son côté externe, et le ligament croisé postérieur *cp*, qui y prend son attache.

Fig. 1, le genou modérément étendu; le ligament est relâché.

Fig. 2, le genou ployé; le ligament est tendu.

Tous les faisceaux de ce ligament n'éprouvent pas non plus à la fois un même degré de relâchement et de tension. Au plus haut degré de l'extension, le ligament se tend, tandis qu'il est relâché dans l'extension modérée. Mais il ne se tend pas tout entier; il ne le fait que dans le faisceau *cc'*, fig. 1, qui est large en bas et étroit en haut; le faisceau *pp'*, large en haut et étroit en bas, demeure relâché.

Cette planche donne une idée exacte du cartilage semi-lunaire externe.

PLANCHE VII.

Cette planche représente la forme et la disposition du sac synovial de l'articulation du genou. Le sac a été rempli d'un liquide solidifiable, par une ouverture faite à la rotule, de manière qu'on en voit saillir et rentrer toutes les bosselures et les étranglements. L'articulation ainsi injectée est aperçue en devant (fig. 1), en arrière (fig. 2), en dehors (fig. 3), et en dedans (fig. 4).

a, prolongement du sac synovial qui s'étend au loin vers le haut, entre le fémur et les muscles vastes et crural, dont il empêche les tendons de frotter sur l'os.

b, autre prolongement qui, dans le même but, sépare le tendon du muscle poplité *p* du cartilage semi-lunaire externe. Ici ce prolongement communique en bas avec le sac synovial de la tête du péroné.

c, troisième prolongement qui passe sur le tendon du muscle poplité, s'accole en devant à la paroi du précédent, sans se confondre avec lui, et en a été détaché ici de force. Il sépare le tendon du muscle poplité du ligament latéral externe, qui ici a été en grande partie enlevé.

d, prolongements du sac synovial qui se portent à l'extérieur, par de petits interstices ménagés entre les fibres de la capsule membraneuse, et, comme les *acini* des glandes, semblent servir à accroître l'étendue de la surface sécrétante.

PLANCHES VIII A XI.

Ces quatre planches offrent les calques de coupes pratiquées sur des os. Les os ont été plongés dans du plâtre, pour les rendre incapables de se déranger les uns à l'égard des autres, après quoi on les a sciés, et les coupes ont été stéréotypées. Les formes métalliques ainsi obtenues ont servi ensuite à l'impression, comme des planches de bois. Les figures représentent donc parfaitement la situation des os eux-mêmes, dont elles sont la copie médiate.

La pl. VIII représente le côté gauche de la coupe longitudinale d'une colonne vertébrale (réduite au tiers de la grandeur naturelle). Comme on avait plongé dans le plâtre un rachis muni de tous ses ligaments, les vertèbres n'ont pu changer de situation ni avant ni après la section. La figure donne donc une idée exacte de la forme et de la courbure de la colonne vertébrale, de la situation relative et de la forme des vertèbres, enfin de la situation du bassin eu égard au rachis. Si l'on mesure la hauteur de tous les corps de vertèbres et de tous les cartilages intervertébraux, et qu'on compare les sommes de ces hauteurs, on trouve qu'entre elles et la colonne vertébrale il y a à peu près le rapport de 1 à 4. La situation de la colonne, dans la station droite du corps, est telle qu'une ligne tirée du sommet des corps de vertèbres *a* à leur attache au sacrum *c* est perpendiculaire. La ligne *ac* représente donc la direction droite du corps. Le ligne *bc*, qui tombe verticalement sur la surface d'union du rachis mobile et du bassin, marque la direction suivant laquelle le rachis s'unit au bassin ; *ce* est le diamètre droit de l'entrée du bassin, et *cd* l'horizontal. L'angle *dce*, ou l'angle d'inclinaison du bassin, est très faible dans ce cas; il ne va qu'à 59 degrés, et par conséquent diffère d'environ 10 degrés de l'inclinaison moyenne.

Les trois planches suivantes ne contiennent que des coupes d'articulations, et surtout d'articulations du membre inférieur. Pour pouvoir tirer de la forme des surfaces articulaires coupées une conclusion relativement au mécanisme de l'articulation, les articulations ont été sciées dans le sens où elles peuvent le plus jouer l'une sur l'autre, c'est-à-dire dans un plan perpendiculaire à l'axe de rotation. Les coupes donnent donc une vue de la situation relative des points des deux surfaces articulaires qui, dans la rotation d'une articulation, entrent successivement en contact ensemble, c'est-à-dire de la courbure que les surfaces articulaires présentent en ce sens, pour permettre cette rotation. Les articulations ont été sciées, en outre, dans l'axe de rotation. Il suit de là que les coupes font voir jusqu'à quel point le mouvement des articulations est gêné dans une autre direction que celle dont il s'agit.

Les fig. 1 et 2 de la pl. IX montrent l'articulation coxo-fémorale, coupée verticalement de droite à gauche et d'avant en arrière, par son centre, dans la situation droite. La circularité des bords de la tranche en deux plans perpendiculaires l'un à l'autre prouve la forme parfaitement sphérique et la situation concentrique des deux surfaces articulaires. Dans la fig. 1, on voit en *ab* l'échancrure cotyloïdienne, la fossette du même nom, et la dépression de la tête du fémur, coupées toutes trois, parce que chez l'homme debout toutes trois sont placées dans le plan vertical qu'on peut faire passer par les têtes des deux fémurs. Il suit de là que les segments circulaires des deux surfaces articulaires sphériques ont le moins d'étendue possible dans cette direction.

La fig. 2, au contraire, représente les surfaces sphériques coupées dans le sens de leur plus grande étendue, c'est-à-dire d'avant en arrière, direction qui est aussi celle suivant laquelle l'articulation a le plus d'étendue. Le segment de cercle de la cavité cotyloïde est exactement un demi-cercle. C'est dans cette situation que la forme sphérique et la concentricité des surfaces articulaires sautent le plus aux yeux.

Les fig. 3 et 4 de la pl. IX et la fig. 1 de la pl. X sont des coupes de l'articulation du coude. La coupe, fig. 3, pl. IX, passe par l'axe de flexion et d'extension, c'est-à-dire par le condyle externe et le condyle interne de cette articulation, ou par les points d'attache de ses ligaments latéraux. Mais les coupes des fig. 4, pl. IX, et fig. 1, pl. X, sont perpendiculaires à cet axe, c'est-à-dire faites dans la direction suivant laquelle s'accomplissent la flexion et l'extension. Ces deux dernières coupes prouvent que les surfaces articulaires de l'humérus et du cubitus sont des surfaces de charnière, c'est-à-dire arrondies et concentriques dans la direction suivant laquelle se font la flexion et l'extension, et qu'en conséquence elles permettent le mouvement en ce sens, et non dans un autre, à cause de l'angle saillant et rentrant, visible fig. 3, pl. IX, que les deux surfaces articulaires forment dans la direction perpendiculaire au plan de ce mouvement, et qui empêche toute rotation n'ayant pas lieu autour de l'axe des surfaces cylindriques. Les surfaces articulaires correspondantes de l'humérus et du radius sont les seules qui offrent des bords circulaires dans les deux figures, d'où il suit que toutes deux ensemble forment une petite noix.

Les fig. 2, 3 et 4 de la pl. X sont des coupes de l'articulation du genou. La fig. 2 représente une coupe passant par les élévations latérales du condyle externe et du condyle interne, auxquelles s'attachent les ligaments latéraux, c'est-à-dire par l'axe autour duquel s'opèrent la flexion et l'extension du genou. Les fig. 3 et 4 représentent des coupes perpendiculaires à cet axe ou à la direction de ces mouvements. Il suit de ces coupes que le fémur n'a point une surface concentrique dans le genou, mais qu'il en a une courbée en spirale d'arrière en avant, par laquelle il repose sur la surface presque plane du tibia. L'articulation du genou diffère par là essentiellement de celle du coude et d'une charnière. Cette forme particulière des surfaces articulaires du genou constitue un appareil articulaire fort remarquable, qui a été discuté § 66 et suiv., et qui, indépendamment de l'extension et de la flexion, permet aussi une rotation horizontale du fémur sur le tibia dans la situation fléchie. *c* est le point par lequel passe l'axe de l'articulation. Les rayons vecteurs *cc'*, *cc''*, *cc'''*, *cc''''*, augmentent d'arrière en avant. De là vient que l'axe monte quand l'extension augmente, que les ligaments latéraux, qui se trouvent à ses points terminaux, sont tendus, et que par là il y a impossibilité à l'extension d'aller plus loin.

Les fig. 1, 2 et 3 de la pl. XI représentent des coupes du pied. Dans la fig. 1 la coupe passe par les deux malléoles et par l'axe autour duquel s'opèrent la flexion et l'extension du pied. Dans la fig. 2 elle est parallèle à la précédente, mais un peu en arrière de l'axe. Dans la fig. 3 elle est perpendiculaire à l'axe, et par conséquent dans la direction de la flexion et de l'extension. Ces coupes prouvent que les surfaces articulaires de la jambe et du pied ne sont rondes que dans une direction, et qu'ainsi elles forment une charnière, comme l'articulation du coude. La fig. 1 montre comment la poulie de l'astragale est reçue par les deux malléoles comme par une fourchette, ce qui fait que son mouvement se trouve presque entièrement limité à une seule direction (flexion et extension). Dans la fig. 3 on voit la forme arrondie et concentrique de ces surfaces articulaires, dans la direction d'arrière en avant; on remarque en même temps, dans cette figure, la forme courbée des surfaces articulaires par lesquelles l'astragale repose sur le reste du pied, et par lesquelles aussi ces articulations, qui permettent un mouvement assez considérable, diffèrent des autres articulations du tarse et du métatarse, qui ne permettent qu'un mouvement faible.

PLANCHES XII A XVII.

Ces six planches renferment les petites figures qui servent à l'éclaircissement du texte. Elles forment une série non interrompue depuis le n° 1 jusqu'au n° 45. Les remarques suivantes sont nécessaires pour expliquer quelques unes d'entre elles.

Les fig. 1 et 2 représentent les lignes qu'on ne peut pas dépasser dans la flexion et l'extension de la cuisse sur le bassin. L'angle que fait la ligne droite unissant les points de rotation supérieur et inférieur du fémur avec la ligne droite qui unit le centre de la cavité cotyloïde avec les points limitrophes du bassin et de la colonne vertébrale, ne peut aller ni au-dessous de 117° 30′ ni au-dessus de 185°.

La fig. 3 représente les situations qu'une même jambe acquiert successivement dans deux pas qui se suivent. Pour plus de clarté, ces situations ont été réparties en deux groupes. Les 18 figures du premier groupe représentent les situations de la jambe tandis que la pointe du pied repose sur le sol, et les 10 du second groupe celles de cette même jambe pendant qu'elle flotte et oscille, portée par le tronc. Les situations 1 à 4 appartiennent à la portion du temps du premier pas durant laquelle le corps repose sur les deux jambes; les situations 5 à 14 à la portion du temps de ce même pas pendant laquelle l'une des jambes pose sur le sol, tandis que l'autre flotte; les situations 15 à 18 à la portion du temps du second pas durant laquelle les deux jambes posent sur le sol; enfin les situations 19 à 28 à la portion du temps du second pas durant laquelle une jambe flotte, l'autre posant sur le sol.

Les fig. 4 et 5 représentent le maximum de l'extension et de la flexion de toutes les articulations du membre inférieur, d'après nos mesures.

La fig. 6 représente la plus grande flexion de la jambe qui se porte en avant dans la marche.

La fig. 10 représente les situations simultanées des deux jambes pour la durée d'un pas. Afin de rendre l'aperçu plus facile, ces situations ont été partagées en quatre groupes. Le premier groupe (4 à 7) représente les diverses situations que les deux jambes prennent simultanément, tandis qu'elles posent toutes deux sur le sol; le second (8 à 11), les diverses situations que les deux jambes acquièrent pendant que celle qui est soulevée se trouve fort en arrière de la jambe appuyée; le troisième (12 à 14), les diverses situations que les deux jambes prennent dans le temps que la jambe oscillante passe au-devant de la jambe appuyée; le quatrième, enfin (1 à 3), les diverses situations que les deux jambes acquièrent pendant le temps que la jambe oscillante s'est portée fort en avant de l'autre.

La fig. 11 représente les quatre groupes réunis dans la fig. 10, à l'exception du premier de celle-ci; le quatrième groupe de cette dernière est devenu ici le premier. Le premier groupe de la fig. 10 aurait dû être le second dans la fig. 11; en le supprimant, on a rendu plus facile l'examen du groupe précédent et du groupe suivant, et l'on a peu perdu, parce que, tandis que les deux jambes posent sur le sol, la situation de toutes deux pour chaque situation du centre de gravité du corps est facile à suppléer. Le second et le troisième groupe de la fig. 10 sont devenus le troisième et le quatrième dans la fig. 11. Mais tous les groupes ont été assez rapprochés dans cette dernière figure pour donner une idée exacte de la véritable progression du corps entier.

Les fig. 12, 13 et 13*, servent à faire mieux comprendre les indications données, § 138, pour le tracé de figures marchantes. Le dessin de figures qui marchent peut être divisé en trois parties. D'abord chaque jambe est représentée par une seule ligne droite, et la situation de ces deux lignes droites est construite conformément aux règles (§ 138) pour les divers moments d'un pas. Puis les lignes droites sont converties en lignes brisées, qui correspondent aux divers segments du membre, leurs extrémités correspondant aussi aux points de rotation des os. Cette conversion des lignes droites en lignes brisées est facile à exécuter, lorsque la situation du point terminal supérieur et du point terminal inférieur de la jambe est connue (tant que la jambe repose sur le sol), parce que la longueur de la ligne brisée doit être égale à celle de la jambe étendue, et l'étendue de chaque segment à la distance mesurée entre les points de rotation. Mais quand la jambe est soulevée, le pied peut s'éloigner du sol, tantôt plus et tantôt moins, et la jambe se courber diversement dans ses articulations, courbure pour laquelle il n'y a point encore de règles sûres. Pour exécuter la construction, nous avons admis une règle arbitraire, qui certainement d'ailleurs s'éloigne peu de la vérité. Cependant l'articulation du pied, immédiatement après que celui-ci s'est détaché du sol, aurait dû être représentée plus étendue dans les figures. Enfin, pour compléter le dessin, il est nécessaire de substituer aux lignes brisées la figure des divers os, de manière que les points de rotation de ceux-ci correspondent aux points terminaux des lignes conjointes.

Ces figures représentent la marche sur l'extrémité antérieure du métatarse, parce qu'elle est plus simple à figurer que celle sur la plante entière du pied. Mais, d'après le § 40, les pas, dans la marche sur le bout du métatarse, sont beaucoup plus petits que dans l'autre, de manière que la fig. 12 représente déjà les plus grands pas qu'on puisse faire ainsi. L'une des jambes tombe perpendiculairement sur le sol au moment où l'autre abandonne celui-ci, ce qui est le signe de la marche la plus rapide (accompagnée des plus grands pas). La grande vitesse de la marche est clairement exprimée dans cette figure, non seulement par la grandeur des pas, mais encore par l'inclinaison en avant du corps entier, et par l'étendue et la prompte variation de la flexion des jambes.

La fig. 13* représente une marche beaucoup plus lente, ce qui est exprimé par la tenue bien plus droite du corps et par la flexion moindre des jambes, flexion qui, en outre, change moins brusquement.

La fig. 13 représente enfin une marche rapide, mais qui continue plus longtemps sans exiger de grands efforts.

Les fig. 14, 15 et 16 représentent les mêmes trois espèces de marche que les fig. 12, 13 et 13*, au moment où la jambe de devant pose sur le sol. Dans la fig. 14, ce moment est celui où la jambe de derrière quitte le sol, tandis que dans la fig. 15, cette dernière jambe y reste encore quelques instants, et que dans la fig. 16 elle y demeure plus longtemps encore. En outre, dans ces trois figures, des arcs de cercle ponctués indiquent les arcs d'oscillation que la jambe qui s'appuie a parcourus et devrait encore parcourir pour achever entièrement son oscillation. On voit que la jambe qui s'appuie a parcouru précisément la moitié de l'arc entier dans la fig. 14, un peu plus de la moitié dans la fig. 15, et la presque totalité dans la fig. 16.

Les fig. 17, 18 et 19 servent à donner une idée de l'anneau du bassin et de son axe, formé par les cavités cotyloïdes, axe autour duquel il peut tourner dans un plan vertical.

Les fig. 22 à 26 offrent la représentation graphique de nos expériences sur la durée et la longueur du pas. Ces figures ont été réunies tant pour épargner l'espace que pour en faciliter l'intelligence, un même réseau de lignes ayant servi à indiquer les longueurs et les durées des pas, non seulement dans les diverses manières de marcher, mais encore dans la course et le saut à des vitesses diverses. *a* est le commencement des coordonnées. Les longueurs des pas, réduites au dixième, sont indiquées comme abscisses horizontales, et les durées des pas (la seconde représentée par un décimètre) comme ordonnées verticales. Les extrémités des ordonnées de chaque classe sont unies par une ligne courbe, et à chaque ligne courbe on a fait connaître la planche qui est représentée graphiquement par elle.

Les fig. 39 et 40 servent à rendre plus sensibles les préceptes donnés § 134 pour le dessin des figures qui courent et qui sautent : ici s'appliquent les mêmes remarques qui ont été faites relativement aux fig. 12, 13 et 13*, en ce qui concerne le dessin de figures marchantes.

Pl. I.

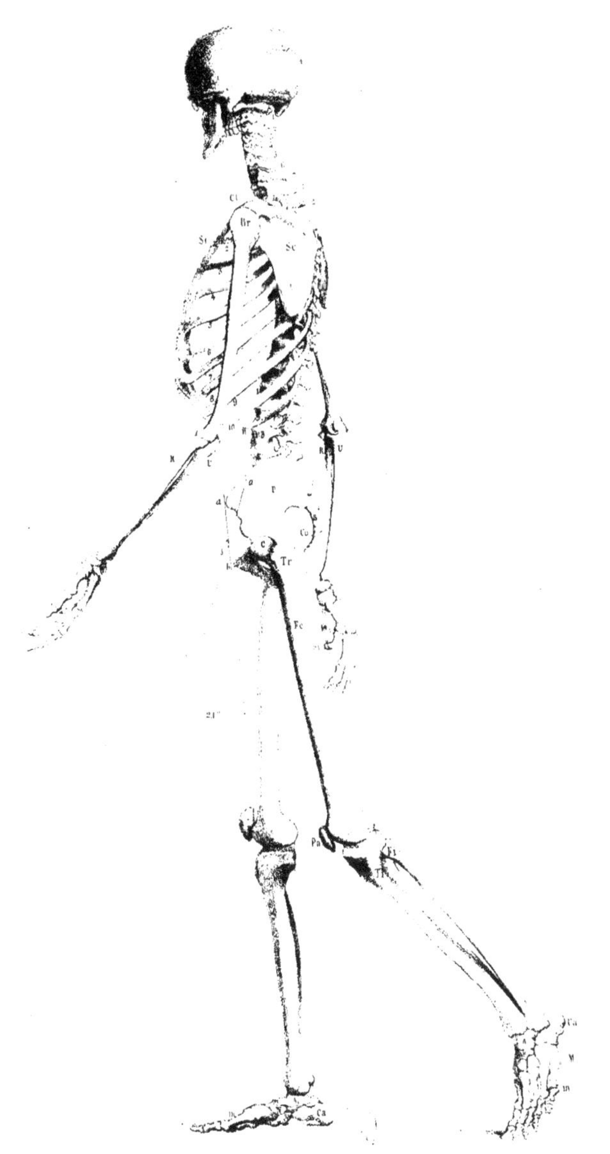

Fig 1

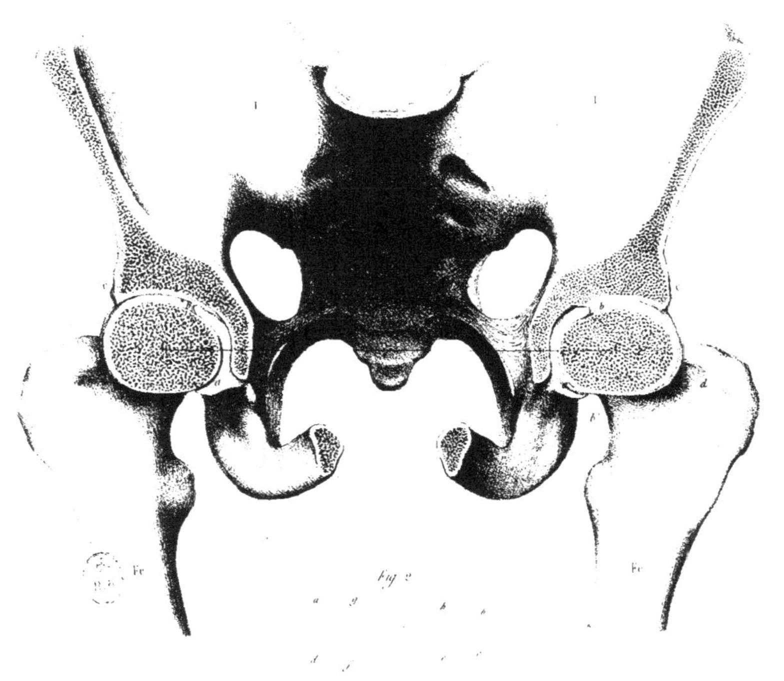

Fig 2

Pl. III

Fig. 1

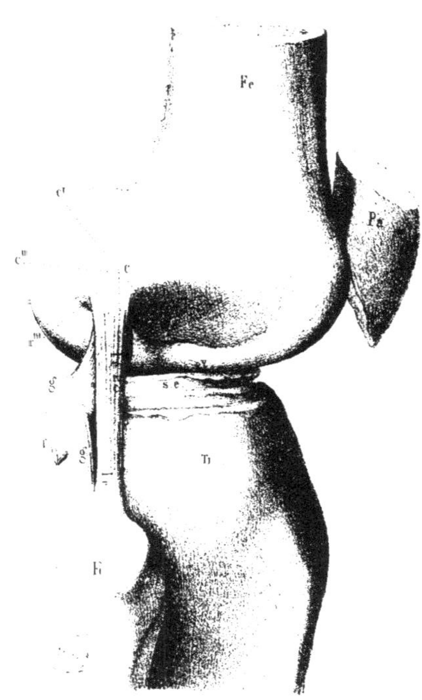

Fig. 2

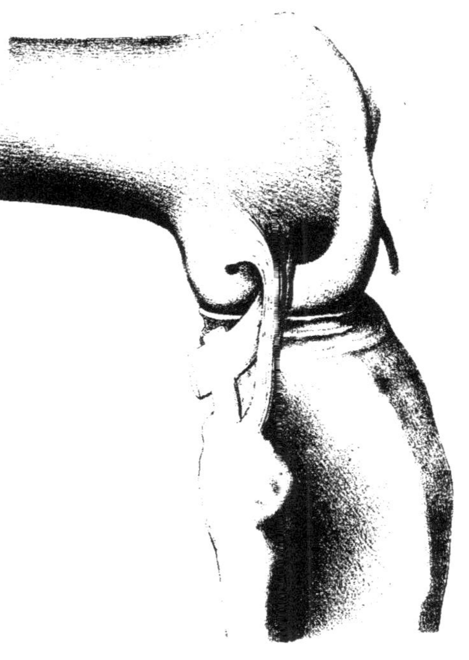

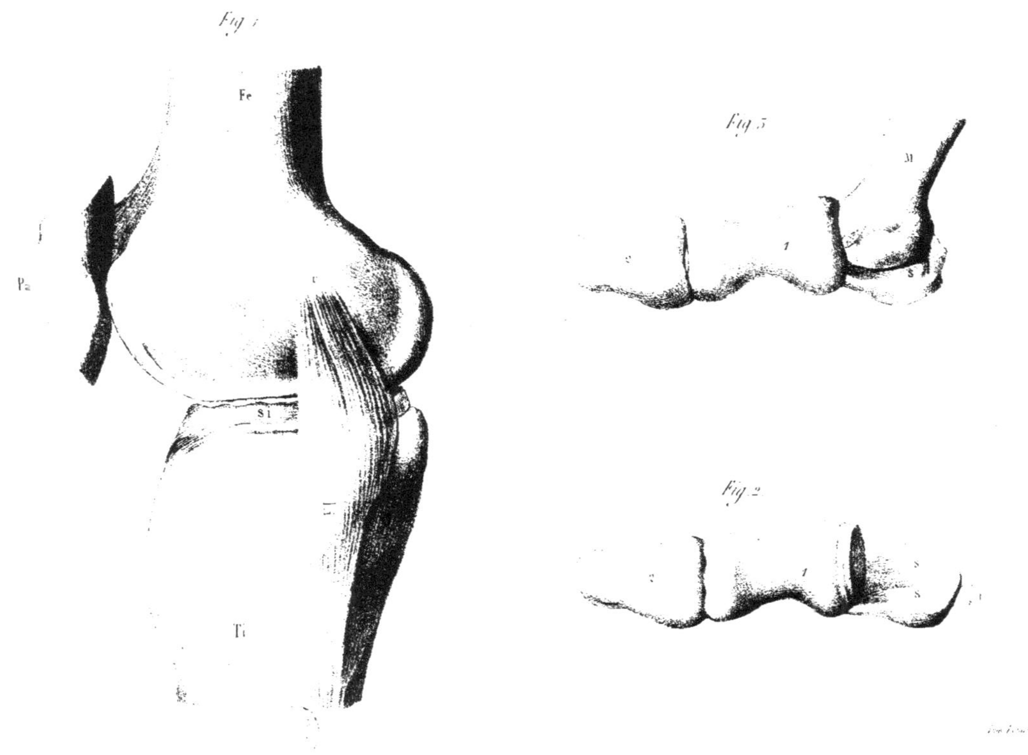
Fig. 1
Fe
Pa
S I
Ti
Fig. 3
M
1
S
Fig. 2
1
S
S

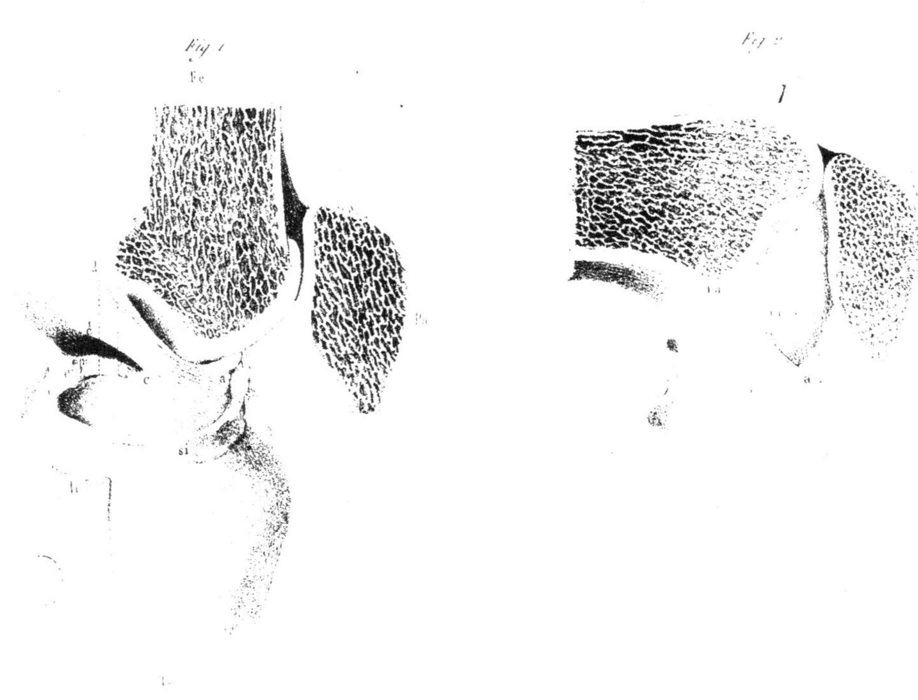
Fig. 1
Fe
si
c
a
Fig. 2

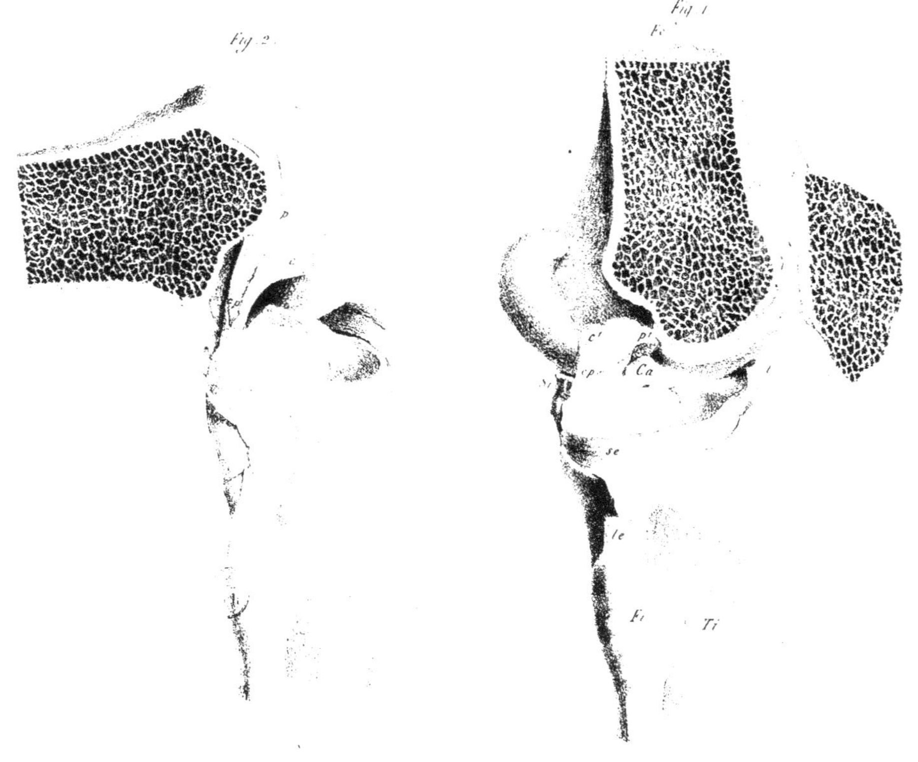
Fig. 1
Fe
p'
c'
Ca
cp
se
le
Fi
Ti
Fig. 2
p
c

Pl. VII

Fig 1.
Fe
a
Pa
Le
Li
P
se
d
Fi
Ti
Fig 2
Fe
Li
Le
b
Ti
Fi
Fig 3.
Fe
a
Pa
Le
e
P
b
se
Fi
Ti
Fig 4
Fe.
a
Pa
Le
Le
Ti
Fi

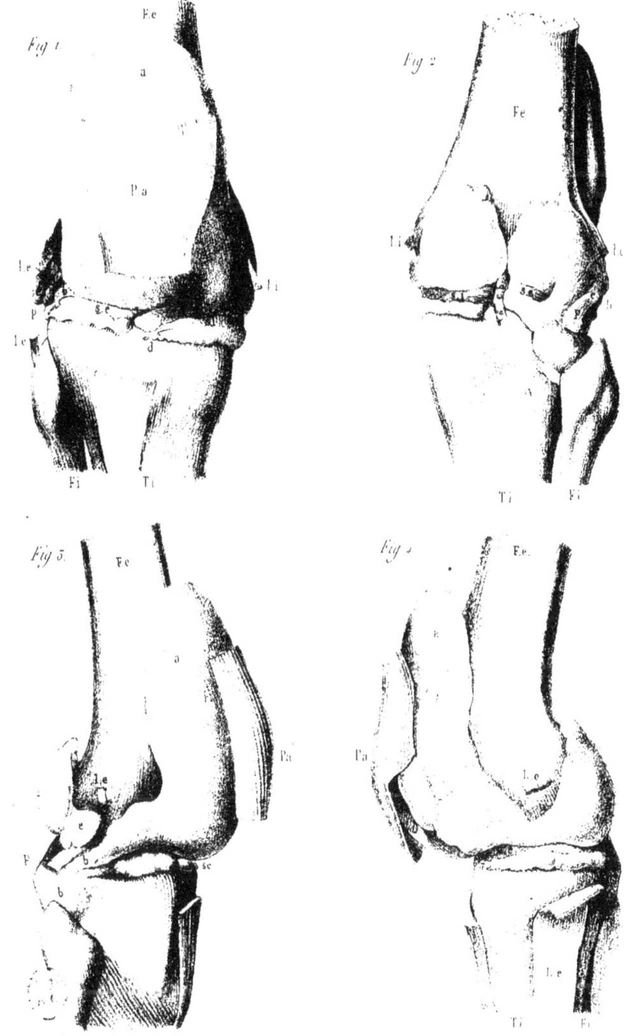

Pl. VIII.

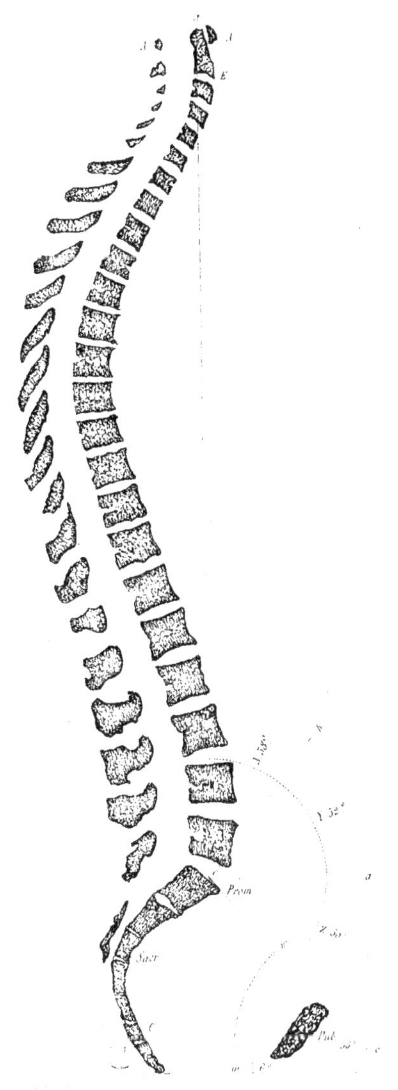

Pl. IX.

Bassin
Fig 1
b
a
Femur
Humerus
Fig 3
Cubitus
Radius
Humerus
Fig 4
Radius
Bassin
Fig 2
Femur

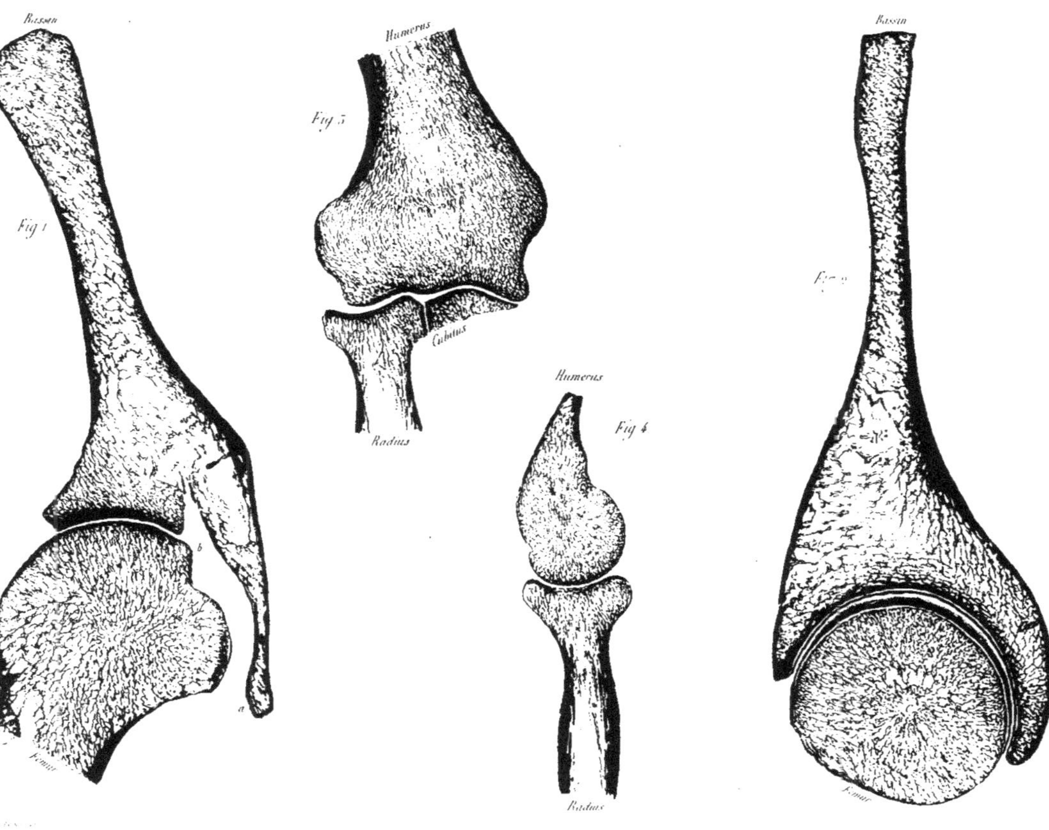

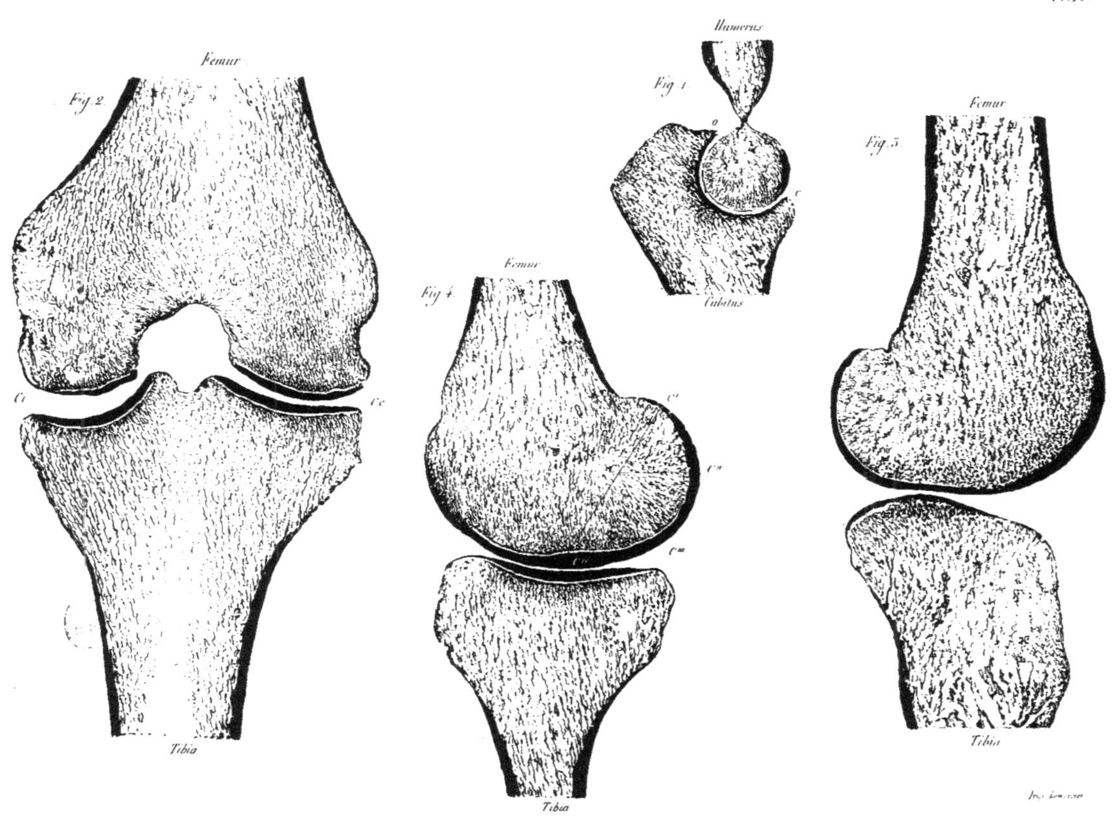
Fig. 2
Femur
Ci
Ce
Tibia
Fig. 4
Femur
C'
C''
C'''
Tibia
Fig. 1
Humerus
o
c
Cubitus
Fig. 3
Femur
Tibia

Pl. XI.

Fig. 1
Astragale
Calcan.m
Scaphoïde
2e Cunéif.
3e Cunéif.
Cuboïde
2e Métatars.n
Fig. 2
Tibia
Péroné
Astragal.
Calcan.m
Fig. 3
Tibia
Péroné
Astragale
Calcaneum

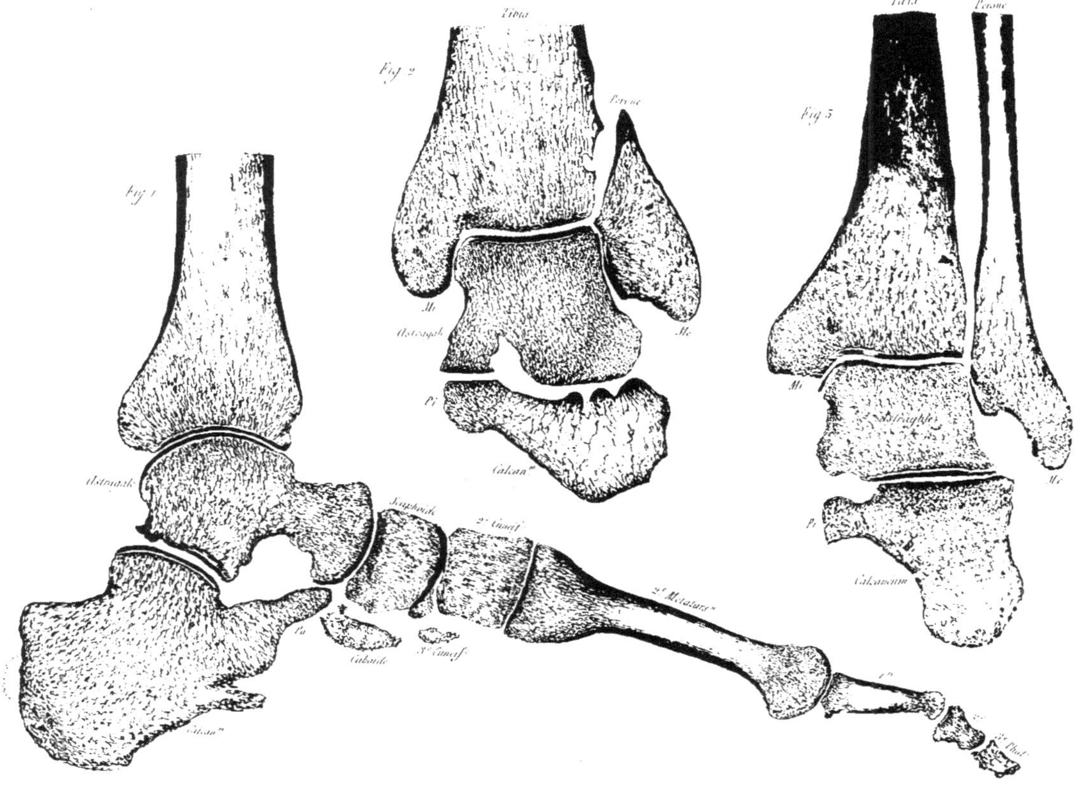

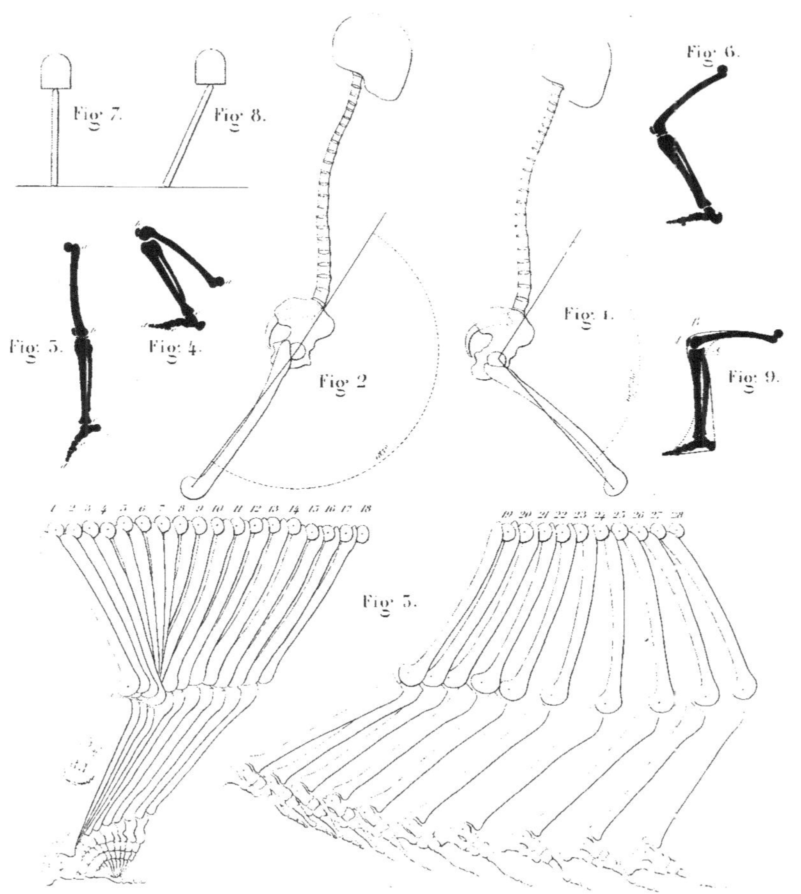

Pl. VII.
Fig: 7.
Fig: 8.
Fig: 6.
Fig: 5.
Fig: 4.
Fig: 2
Fig: 1.
Fig: 9.
1 2 3 4 5 6 7 8 9 10 11 12 13 14 15 16 17 18
19 20 21 22 23 24 25 26 27 28
Fig: 3.

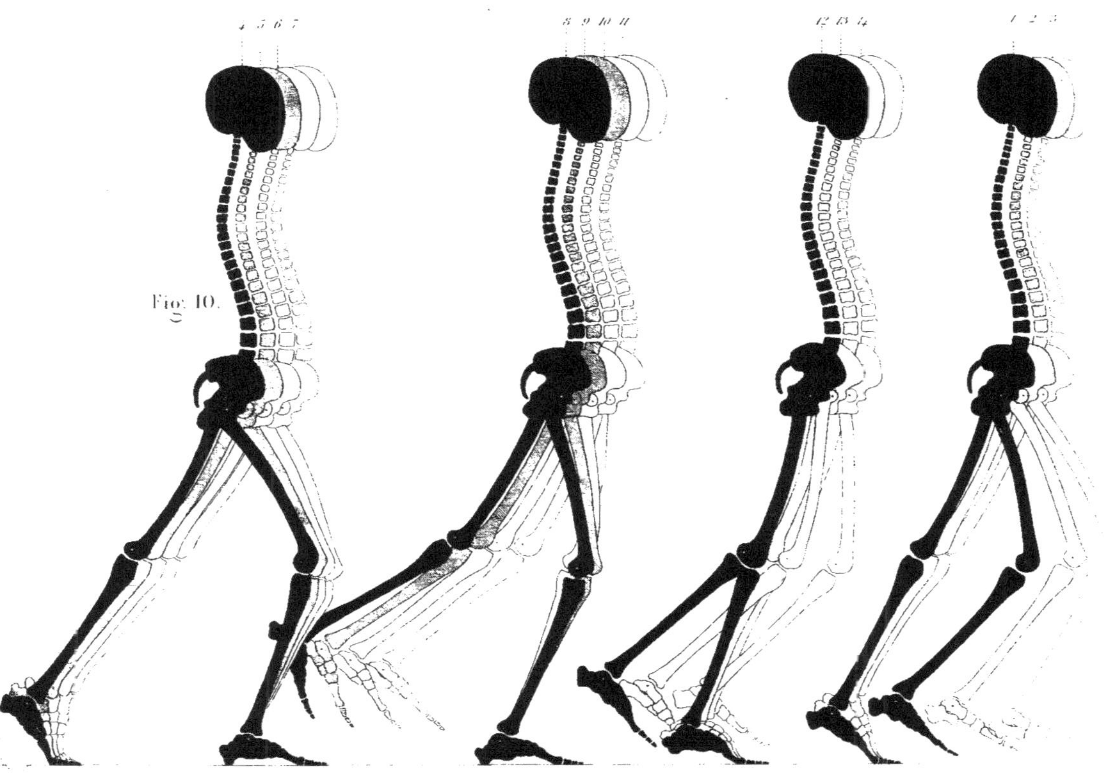

Fig. 10.

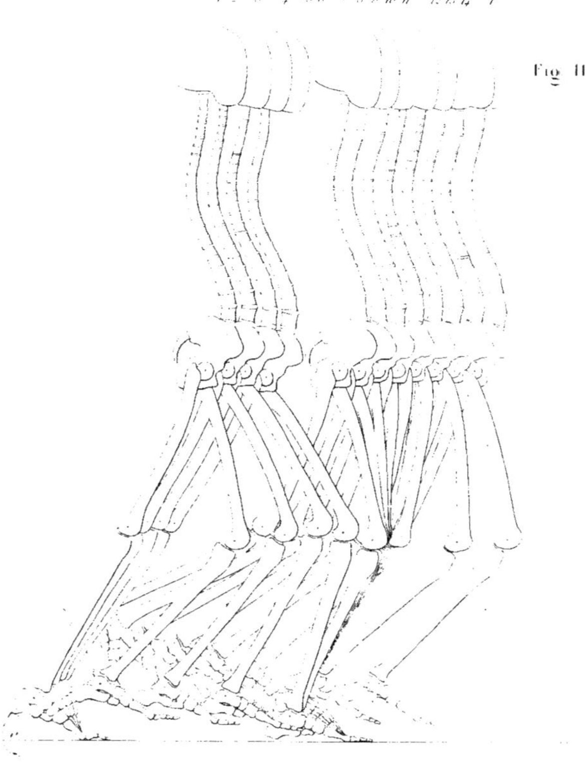

Fig. II.

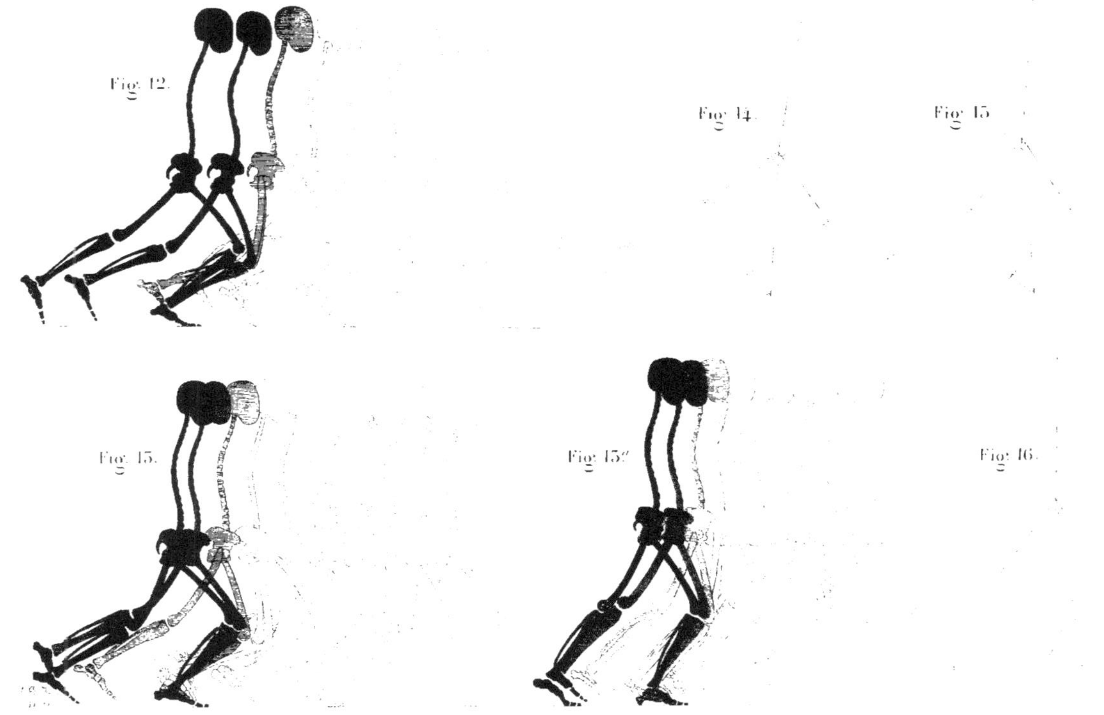

Fig. 12.

Fig. 14.

Fig. 15

Fig. 13.

Fig. 13a

Fig. 16.

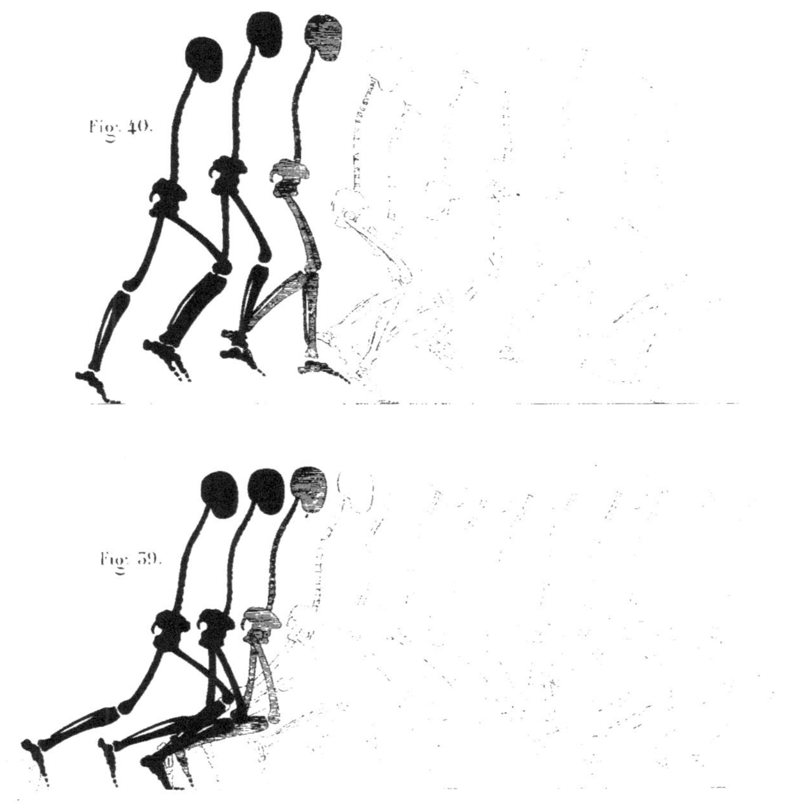
Fig. 40.
Fig. 39.

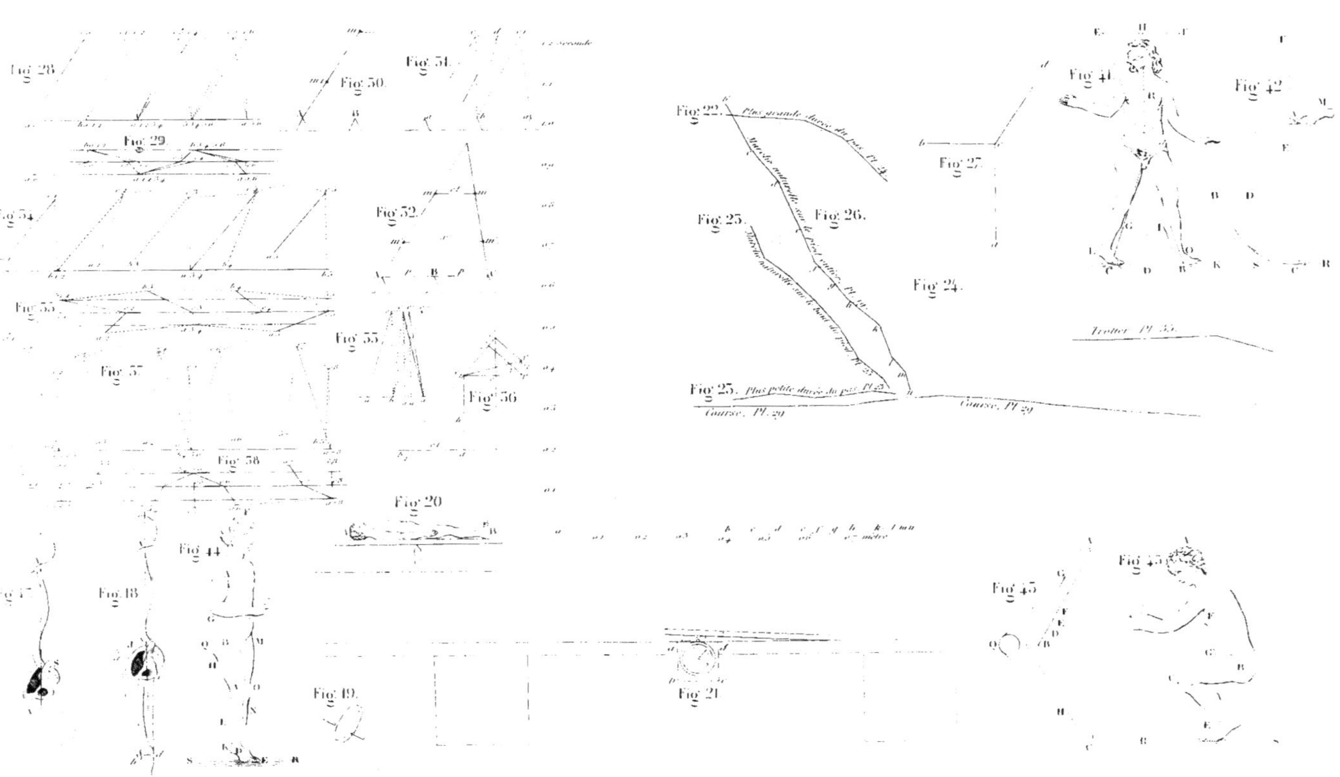
Fig. 28.
Fig. 29.
Fig. 30.
Fig. 31.
Fig. 32.
Fig. 33.
Fig. 34.
Fig. 35.
Fig. 36.
Fig. 37.
Fig. 38.
Fig. 22. Plus grande durée du pas. Pl. 24.
Fig. 23.
Fig. 24.
Fig. 25. Plus petite durée du pas. Pl. 25.
Fig. 26.
Fig. 27.
Marche naturelle sur le pied entier. Pl. 19.
Marche naturelle sur le bout du pied. Pl. 25.
Course. Pl. 29.
Trotter. Pl. 33.
Fig. 41.
Fig. 42.
Fig. 20.
Fig. 21.
Fig. 19.
Fig. 17.
Fig. 18.
Fig. 44.
Fig. 45.
Fig. 43.

www.ingramcontent.com/pod-product-compliance
Ingram Content Group UK Ltd.
Pitfield, Milton Keynes, MK11 3LW, UK
UKHW021317190726
13839UKWH00007B/1933

9 782329 607542